AF612099

DE LA

FIÈVRE TYPHOÏDE

LATENTE

PAR

A. GIRARD,

Docteur en médecine de la Faculté de Paris.

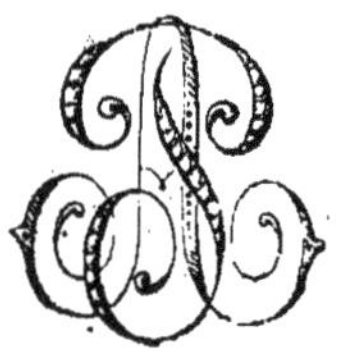

PARIS

A. PARENT, IMPRIMEUR DE LA FACULTÉ DE MÉDECINE

RUE MONSIEUR-LE-PRINCE, 31.

1874

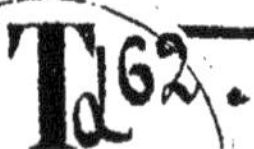

DE LA

FIÈVRE TYPHOÏDE

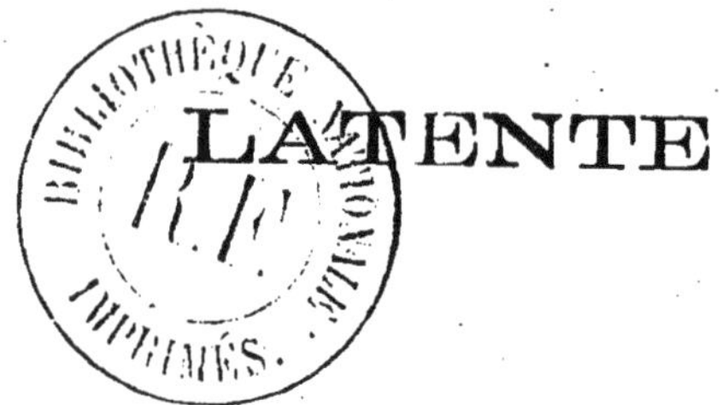

LATENTE

PAR

A. GIRARD,
Docteur en médecine de la Faculté de Paris.

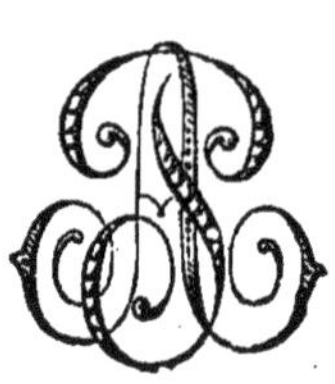

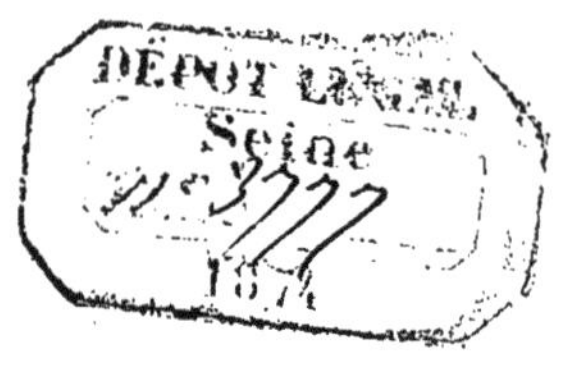

PARIS
A. PARENT, IMPRIMEUR DE LA FACULTÉ DE MÉDECINE
RUE MONSIEUR-LE-PRINCE, 31.

1874

A MON PÈRE ET A MA MÈRE

DE

LA FIÈVRE TYPHOÏDE

LATENTE

INTRODUCTION.

« C'est un fait commun en pathologie, dit M. Littré, que les altérations anatomiques existant avec leur forme et leur intensité ordinaires, l'appareil symptomatologique reste imcomplet et mal défini. » Il est des maladies, en effet, qui se présentent avec des phénomènes morbides peu en rapport avec les lésions organiques ; les symptômes sont non-seulement remarquables par leur peu d'intensité, mais encore il en est beaucoup qui manquent, ou qui ne sont qu'éphémères. C'est à ces cas obscurs qu'on rencontre fréquemment dans la clinique qu'on a donné le nom de *maladies latentes*.

Les maladies aux caractères tronqués, à l'empreinte demi-effacée, c'est-à-dire aux tompeuses apparences, sont incomparablement les plus nombreuses ; car la nature, comme l'a dit spirituellement M. Thirial, n'a pas l'étroitesse de nos moules nosographiques, et la clinique n'est ni si complaisante, ni si commode que la science de nos livres.

La fièvre typhoïde peut se présenter sous la forme latente ; son diagnostic est alors des plus difficiles, sinon impossible. Légère en apparence, sans signes bien caractérisés, elle peut simuler une simple indisposition, et le diagnostic demeure incertain pendant toute la durée de la maladie, à moins qu'une aggravation subite dans les symptômes ou l'apparition de quelques accidents graves viennent donner au diagnostic, jusqu'alors douteux, une désespérante certitude.

Il est donc d'une grande importance, tant sous le rapport du traitement que sous le rapport du pronostic, de pouvoir diagnostiquer la maladie sous son aspect bénin, si l'on ne veut pas s'exposer à instituer une médication intempestive, ni à rassurer les parents des malades, en leur laissant entrevoir une indisposition courte et légère, alors qu'il s'agit d'une maladie longue et grave.

Assurément il est des affections qui ne donnent lieu à aucune manifestation morbide ; leur présence n'est reconnaissable à aucun signe ; elles sont latentes pour le malade et pour le médecin. Mais ce n'est pas le cas de notre fièvre typhoïde. Le patient, qui ne ressent que quelques légers malaises, pourra continuer son travail sans se douter qu'il est sous le coup d'un état grave ; mais les symptômes mal définis qu'il présentera, par leur durée insolite, par leur association et par leur moment d'apparition, deviendront, en l'absence des phénomènes typhiques, des signes précieux pour l'observateur. Cette symptomatologie incomplète, effacée en quelque sorte, sera une révélation pour le médecin qui alors verra clair, préviendra quelquefois, prévoira toujours les accidents formidables qui marquent souvent le réveil de la maladie.

Nous avons rassemblé quelques observations, les unes déjà connues, les autres inédites, espérant arriver, par l'examen de chacune d'elles, à trouver une symptomatologie à cette affection typhoïde latente, et, par ce moyen, rendre possible, dans une certaine mesure, le diagnostic de la maladie. Peut-être ne serons-nous pas toujours assez heureux pour triompher de toutes les difficultés que nous rencontrerons sur notre passage ; plus d'une fois même il nous faudra confesser notre impuissance. Mais, si nous n'arrivons pas, dans tous les cas, à pouvoir établir sûrement le diagnostic de la fièvre typhoïde latente, nous avons du moins l'espoir que, par l'examen minutieux des faits que nous avons observés, il nous sera possible d'apporter quelque lumière dans l'étude de cette maladie encore mal connue et diversement définie, et de tirer quelques conclusions favorables au traitement préventif de ses redoutables complications.

Voici la division que nous avons adoptée dans l'étude de notre sujet :

1° Historique ;

2° Symptômes et observations ;

3° Diagnostic ;

4° Pronostic ;

5° Conclusion.

Telle est la marche que nous suivrons.

Qu'il nous soit permis de remercier M. le docteur, agrégé à la Faculté A. Ollivier, pour les indications que nous devons à son obligeance, ainsi que les docteurs H. Mollière, Julien, Francoz, notre ami M. Cordier, interne des hôpitaux de Lyon, pour les observations qu'ils ont bien voulu nous communiquer.

HISTORIQUE.

La fièvre typhoïde latente paraît avoir été observée par les anciens et par Pringle en particulier au XVIIIe siècle. Cet auteur, dans son ouvrage sur les maladies des armées, fait allusion aux difficultés du diagnostic de la *fièvre d'hôpital*, et cite à l'appui ce passage de Sennert : « Il est difficile, dans le principe, de distinguer les fièvres malignes, alors que la malignité reste longtemps latente et ne se montre que lorsque le mal a pris des forces. » Le passage que voici est plus explicite. Pringle a bien en vue ces cas obscurs que l'on peut facilement confondre avec le simple embarras gastrique, et qui sont cependant la même fièvre. « Il y en a quelquefois, dit-il, qu'on a peine à définir..... Dans ce cas, les seuls dignostics sont de légers maux de tête, la langue blanchâtre, manque d'appétit, et d'autres symptômes fiévreux très-peu considérables. »

Peut-être est-ce à des cas de ce genre qu'Huxham, Rœderer et Wagler font allusion dans leurs descriptions de *fièvre lente nerveuse*, de *fièvre maligne lente*. Mais ni Cullen, ni Borsieri, ni Grant ne paraissent avoir observé la maladie qui nous occupe, à moins d'admettre avec Trousseau l'identité de la fièvre latente avec la synoque simple ou imputride de ces auteurs.

Prost, dans son ouvrage sur la médecine, éclairée par l'ouverture des corps, Petit et Serres, dans son traité de la fièvre entéro-mésentérique, s'étonnent parfois de trouver dans leurs autopsies des lésions intestinales très-avancées, alors que le mal durait depuis peu. Ils citent les observations de malades chez lesquels les symptômes généraux apparurent brusquement, précédant la mort de quelques jours seulement : l'examen nécroscopique révélait des altérations étendues et profondes de la muqueuse des intestins.

L'école de Broussais, trop enclin à voir partout des altérations du tube digestif, multiplie à l'infini les variétés de gastro-entérites, portant partout la confusion. C'est alors que Louis, Chomel, en même temps que Bretonneau localise les lésions et décrit mieux les altérations intestinales, étudient avec soin les symptômes de la maladie, parvenant à la démasquer sous ces formes insidieuses et légères. A Louis, surtout, appartient l'honneur d'avoir sû distinguer cette variété de la fièvre typhoïde à laquelle il a donné le nom de latente.

Peu après, Valleix, Grisolle, Trousseau signalent dans leurs cliniques cette forme de la fièvre typhoïde qui marche et peut tuer, ne se traduisant extérieurement que par des symptômes vagues et sans gravité. Forget ne diffère de ces auteurs que par le nom à donner à l'affection qu'il appelle *entérite folliculeuse latente.*

En Angleterre, en même temps que Louis et Chomel, Hewett, s'il faut en croire Murchison, distingue et décrit la forme latente de la fièvre typhoïde. Tweedie, dans ses cliniques, Murchison, dans son traité des fièvres continues, insistent sur la fréquence de cette affection, qu'ils désignent, comme les auteurs français, sous le nom de forme latente ou insidieuse, *the insidious or latent form.*

De leur côté, les pathologistes allemands décrivent cette variété du typhus abdominal ; mais pour exprimer, d'une façon plus pittoresque, l'état des malades qui ne sont pas obligés de s'aliter et peuvent, dans certains cas, vaquer encore à leurs affaires, ils lui ont donné le nom de *typhus ambulatorius*, ou fièvre typhoïde ambulatoire. C'est le nom sous lequel nous la trouvons décrite, brièvement dans la pathologie de Niemeyer, plus complètement dans le traité des maladies infectieuses de Griesinger.

Le professeur de Zurich parle bien d'une autre forme qu'il appelle latente, mais à la description qu'il en donne, nous reconnaissons un état larvé de la fièvre typhoïde avec prédominance des symptômes nerveux ou pulmonaires. « Les malades présentent, à la vérité, les symptômes d'une affection grave, mais les symptômes ordinaires de la fièvre sont tout à fait cachés ou rendus méconnaissables par quelque phénomène particulier survenant avec une grande violence. »

Disons, en terminant cet historique, que

M. Guilbert, de Périgueux, en 1869, ayant eu l'occasion d'observer une épidémie de fièvre typhoïde, pendant laquelle la forme latente paraissait prédominer, a donné à cette variété le nom de *fièvre typhoïde très-légère*, tant à cause du peu de gravité des symptômes, qu'à cause de l'heureuse terminaison de la maladie dans la majorité des cas. Enfin, M. Vallin, en 1873, rapporte deux observations de fièvre typoïde latente sous le nom de *fièvre typhoïde ambulative apyrétique*.

Nous reviendrons plus loin sur les faits observés par ces auteurs, ainsi que sur les dénominations diverses qu'ils ont données à cette même affection.

SYMPTOMATOLOGIE.

Qu'un malade, après avoir éprouvé pendant huit ou dix jours de la lassitude, de l'inappétence et ayant des épistaxis, de la céphalalgie, se présente dans un état de stupeur, avec de la fièvre, de la diarrhée, du délire la nuit, le médecin pensera aussitôt à la fièvre typhoïde. Si le ventre est tendu, couvert de petites taches rosées, lenticulaires; s'il est douloureux à la pression dans la fosse iliaque droite, si l'on provoque du gargouillement à cet endroit, si la rate est grosse et si la température dans l'aisselle ne marque pas moins de 39°,5 le soir du quatrième jour, plus de doute : le diagnostic est pleinement confirmé.

Nous supposons, il est vrai, le cas le plus facile, où à peu près tous les symptômes de la maladie se révèlent à l'observateur. Que quelques-uns manquent et le diagnostic peut encore se faire sans plus de difficultés que dans le cas précédent, si les symptômes que l'on observe sont assez nettement accusés et caractéristiques. Mais il peut arriver que la fièvre typhoïde ne s'exprime plus extérieurement que par des manifestations incertaines à première vue, symptômes minuscules, qu'une attention mise en éveil peut seul découvrir : c'est *la forme latente.*

La maladie est alors latente pour le malade, elle ne l'est pas pour le médecin se livrant à une exploration rigoureuse. Car de même qu'il y a des pleurésies qu'on appelle latentes parce que rien n'éveille de ce côté l'attention du patient, et qui se révèlent immédiatement par l'auscultation, la palpation, la mensuration; de même qu'il y a des pneumonies latentes, des péricardites latentes, de même aussi il y a des fièvres typhoïdes dont les symptômes sont tellement bénins qu'ils n'obligent pas les malades à s'aliter, mais qui existent néanmoins et peuvent encore permettre au médecin de reconnaître la nature du mal.

Louis, qui a observé cette variété de la fièvre typhoïde, parlant des symptômes que les malades éprouvèrent, signale des frissons au début, des maux de tête, une soif plus ou moins vive, une diminution plus ou moins considérable de l'appétit, comme les seules manifestations de la maladie. « Un état fébrile très-peu intense est quelquefois, avec la perte d'appétit, le seul phénomène qui puisse fixer l'attention » (Chomel). « Il est des malades, dit Grisolle, chez lesquels un appareil fébrile continu, de médiocre intensité, et la perte de l'appétit, sont à peu près les seuls symptômes qui fixent l'attention du médecin. » La description assez détaillée que donne Griesinger de la fièvre typhoïde ne diffère en rien de celle tracée par Louis, trente ans auparavant. De même s'expriment Valleix, Niemeyer, Murchison au sujet de cette maladie dont le seul symptôme constant est la fièvre.

Mais dans cette forme de la fièvre typhoïde, le cycle fébrile n'est pas aussi nettement dessiné que dans la forme régulière ; il peut même présenter quelques irrégularités.

1° La fièvre peut être continue, et c'est le cas le plus fréquent, comme dans la fièvre typhoïde normale, seulement la température ne présente pas d'aussi grandes variations que celles qui sont indiquées dans les cas graves.

2° La fièvre peut-être rémittente, c'est-à-dire, présenter une rémission plus ou moins longue, plus ou moins complète pendant la période d'état. Il y a toujours élévation de la température au début; en d'autres termes, le stade d'augment ou des oscillations ascendantes existe, seulement la température, au lieu de se maintenir, tombe et ne se relève qu'à un des moments des exacerbations, aux dixième, quatorzième ou vingt et unième jours.

3° Enfin, la fièvre peut revêtir la forme intermittente ainsi que le montrent deux observations que nous citons plus loin, l'une de Louis, l'autre de M. Sée.

Ces différences dans l'intensité et dans la modalité du symptôme fébrile nous mettent à même de juger les assertions de M. Vallin qui regarde la maladie comme apyrétique. De l'examen des deux observations qu'il rapporte, et que nous consignons plus loin, il résulte que les deux malades, qu'il a eus dans son service, ne sont entrés à l'hôpital qu'après le stade des oscillations ascendantes, c'est-à-dire, pendant la période d'état, moment où l'on constate les rémissions dont nous avons parlé. Nul doute que si les malades se fussent bien observés, ils eussent pu apprendre, aussi bien que ceux de Louis, qu'ils avaient eu, quelques jours auparavant, ou des frissons ou une sensation de chaleur à la peau. Remarquons également que la température s'élève à une certaine époque en même temps que les autres symptômes s'accusent davantage. Dans la première observation, en effet, la température monte à la fin du troisième septénaire et se maintient quelque temps au-dessus de 39°, en même temps que les autres symptômes s'aggravent. Chez le second malade, qui entre au treizième jour de sa maladie, la température reste normale jusqu'au vingtième jour, puis s'élève rapidement et le vingt et unième le malade meurt d'une péritonite.

Si donc M. Vallin a voulu dire que l'affection typhoïde latente était apyrétique pendant la période d'état, nous sommes de son avis; mais nous croyons préférable de regarder comme une rémission ce moment du cycle fébrile, puisque la fièvre, qui se montre toujours au début, reparaît à une époque ultérieure de la maladie. Louis ne dit-il pas « que chez quelques-uns de ses malades, la fièvre, après avoir débuté avec vivacité, diminuait, la faiblesse était peu considérable » jusqu'au moment où une exacerbation de tous les symptômes révélât la véritable nature du mal. Il ne faut pas oublier que Griesinger a appelé l'attention sur quelques cas où la température paraissait normale parce que l'exacerbation quotidienne était de courte durée et avait lieu à une heure inaccoutumée. Il se pourrait encore à la rigueur que M. Vallin ait observé des faits de ce genre.

Le pouls est souvent dicrote, mais son accélération, dans la fièvre typhoïde, n'est point en rapport avec l'élévation de la température, comme l'a bien fait remarquer M. Roger. C'est donc avec la température seulement que l'on devra mesurer le degré de la fièvre. Il est bon de remarquer qu'entre l'état fébrile et les autres symptômes il existe une véritable corrélation, c'est-à-dire qu'aux rémissions et aux exacerbations de la température correspondent des symptômes plus ou moins graves. Nous n'avons, en effet, qu'à jeter un coup d'œil sur les observations que nous citons plus loin, aussi bien sur celles recueillies par Louis, que sur celles que nous avons rassemblées, et nous verrons que c'est à peu près toujours aux moments des exacerbations de la température, les mêmes que dans les cas réguliers, moments critiques des anciens, que les symptômes s'accusent plus nettement et obligent les malades à s'aliter et à réclamer les secours de la médecine.

Les autres symptômes qui s'ajoutent à l'état febrile, quoique légers, peuvent mettre sur la voie du diagnostic. M. Thirial a donné l'insomnie nocturne ou le sommeil agité par des rêves, comme un signe qui manque rarement dans la fièvre typhoïde à marche insidieuse. Nous accordons volontiers une certaine valeur à ce phénomène ; mais nous devons dire que Louis, Chomel, Grisolle ont constaté quelquefois son absence. D'après le même observateur, il est bon de rechercher s'il y a eu des épistaxis et si elles ont été précédées et suivies d'une forte céphalalgie. La perte de l'appétit, bien que faisant partie de tant de cortèges symptomatiques, est aussi un bon signe. Souvent elle est complète et persiste malgré le peu d'intensité de la fièvre. La langue est parfois épaisse, gardant les empreintes dentaires. La diarrhée, si elle existe, et si elle s'accompagne de douleur et de gargouillement au lieu d'élection, peut éclairer le diagnostic; mais elle manque souvent, elle peut même être remplacée par une constipation opiniâtre. Le ballonnement du ventre est rarement appréciable. Mais un signe, de la plus haute importance, qui manque rarement, c'est la présence des taches lenticulaires. Il importe d'être toujours aux aguets, car sans cela elles passeront inaperçues, et, quelquefois par sa négligence, le médecin se sera privé d'un élément précieux de diagnostic. Nous devons également signaler les symptômes pulmonaires, symptômes qui n'ont jamais manqué dans nos observations. Enfin, il peut survenir à une certaine époque des accidents tels que des hémorrhagies intestinales ou des péritonites aiguës consécutives ou non à des perforations, circonstances qui attestent, mais trop tard, la nature d'un mal jusqu'alors méconnu.

En résumé, les signes auxquels il faut attribuer une certaine valeur dans le diagnostic de la fièvre typhoïde latente sont : la fièvre, l'inappétance, l'anorexie, les épistaxis, la céphalalgie, le ballonnement du ventre, la douleur et le gargouillement au lieu d'élection, la diarrhée, les symptômes pulmonaires et les taches rosées lenticulaires. Pris séparément, la plupart de ces signes n'ont pas une valeur diagnostique bien grande, mais par leur combinaison deux ou trois d'entre eux, si légers qu'ils soient, peuvent révéler l'affection typhoïde. Le plus souvent ces symptômes, dégénérés en quelque sorte, ne frappent pas l'esprit de l'observateur, parce que celui-ci, trop disposé à ramener à un type défini les maladies qui se présentent à lui, s'habitue à ne voir la fièvre typhoïde qu'avec son cortége de phénomènes nerveux qui caractérisent plus spécialement cette affection. Il suffira souvent d'être prévenu pour éviter l'erreur. Il faut se rappeler que l'affection typhoïde latente est caractérisée, tantôt par les apparences d'un simple embarras gastrique : appétit diminué ou perdu complètement, bouche pâteuse, langue saburrale, anorexie, abdomen peu sensible, constipation ou diarrhée. Le malade continue de vaquer à ses occupations ; cependant il se sent affaibli, ses digestions sont pénibles, ses selles irrégulières, ses traits s'altèrent, son corps s'amaigrit; puis surviennent des vertiges, la démarche est intertaine comme dans l'état d'ivresse; quelquefois apparaissent des épistaxis, des selles sanguinolentes, accidents significatifs. Au bout d'un certain temps les forces sont rompues, la fièvre s'allume, le malade est obligé de s'aliter, la diarrhée est permanente, la consomption fait de rapides progrès et la mort arrive comme par épuisement (*V. nos deux premières observations*).

D'autres fois encore, la maladie débute par un mouvement fébrile qui se calme et fait croire à la convalescence, tandis que le mal parcourt lentement, sourdement ses périodes; puis, tout à coup, les symptômes généraux font explosion : fièvre intense, délire, coma, et la mort ne tarde pas à arriver. D'autres fois, enfin, le malade, légèrement affecté depuis quelque temps, succombe avec promptitude à des accidents foudroyants qui révèlent le plus redoutable des accidents, la perforation intestinale. Si la maladie doit se terminer heureusement, le rétablissement s'opère dans certains cas avec une lenteur désespérante; mais, quelquefois l'affection est tellement légère que les malades ne s'alitent pas un seul instant pendant toute la durée du mal. Un état fébrile peu considérable, un peu de céphalalgie, un peu de faiblesse ont seul marqué le début de la maladie.

Tweedie, Murchison admettent comme nous ces divers états de la fièvre typhoïde latente, mais ils insistent plus spécialement sur la variété dans laquelle les symptômes pulmonaires étant les plus manifestes, on est alors disposé à prendre un symptôme pour la maladie elle-même.

La durée de la maladie est variable. Quelquefois la température qui s'était élevée au début, redevient normale et ne se relève plus ; les autres symptômes s'effacent peu à peu. Ces cas assurément diffèrent peu du typhus obortif ou fébricule typhoïde de Lebert, Laveran. Les malades guérissent presque toujours avant que le diagnostic ait été porté. Mais nous réservons plus spécialement le nom de fièvre typhoïde latente pour désigner ces cas où le processus anatomique parcourt sourdement toutes ses périodes et n'exempte point les malades des accidents qui peuvent survenir dans le cours de l'affection typhique. La durée de la maladie est alors de quatre à cinq semaines, quelquefois plus (Griesinger). Parfois la convalescence est tellement lente qu'on se demande si ce n'est pas à cette maladie que Jaccoud a fait allusion quand il décrit la forme lente nerveuse : « Le début est plus traînant que dans tout autre cas ; après huit ou dix jours, il se peut même que dans cet intervalle le malade n'ait pas présenté une seule fois l'un des chiffres thermiques élevés qu'on observe invariablement dans ce délai lorsqu'il s'agit des formes communes..... C'est une indisposition, c'est un simple malaise qui ne fait guère prévoir la gravité ni la durée des accidents ultérieurs. » Nous pouvons appliquer à la fièvre typhoïde latente ce que Requin dit de la durée de la fièvre typhoïde muqueuse, variété à laquelle il rattache la forme latente. « Elle peut prolonger jusqu'à vingt jours, jusqu'à trente jours et même au delà, un ensemble symptomatique incomplet, d'abord à titre de période d'augment, et puis à titre de période d'état, indépendamment du temps qu'il lui faut ensuite pour accomplir la période de déclin et aboutir à la convalescence. »

Dans l'épidémie que M. Guilbert, de Périgueux, a décrite, la durée de la maladie était le plus ordinairement de trois semaines, quelquefois de six semaines. C'est donc à tort que quelques auteurs ont voulu voir dans cette description une épidémie de fièvres typhoïdes abortives.

Quant aux lésions anatomiques, Louis et quelques auteurs ont cru remarquer un certain rapport entre le peu d'étendue des lésions intestinales et l'expression symptomatique légère de la maladie. Il n'en est rien. Dans la plupart de nos observations les lésions étaient étendues; de nombreuses plaques et beaucoup de follicules de Brunner étaient malades. Ces faits prouvent une fois de plus combien il est peu rationnel de considérer l'exanthème comme la cause organique de la fièvre typhoïde, comme la cause directe et sympathique de toute la phénoménalité morbide.

Il n'y a pas non plus de tempéraments qui prédisposent à cette forme de la maladie. « Ces typhus ambulatoires s'observent aussi bien chez les individus jeunes et vigoureux auparavant que chez les individus âgés et décrépits. » (Griesinger.)

Pour mieux comprendre l'association des symptômes dans la forme latente de la fièvre typhoïde, nous allons maintenant exposer les observations que nous avons pu réunir. Récapitulons brièvement auparavant les symptômes présentés par les malades de Louis.

Obs. XLI. — Le malade entre le dix-huitième jour de la maladie à l'hôpital ; il ne s'était pas encore alité. Frissons, chaleur élevée au début, soif médiocre, diminution peu considérable de l'appétit. — Dans la suite, pouls calme, chaleur peu élevée, soif et appétit comme auparavant, toux légère. Cet état dure jusqu'au vingt-troisième jour où les signes d'une perforation apparaissent.

Obs. XLII. — Frissons répétés pendant dix jours, anorexie complète, céphalalgie intense, soif vive, diminution peu considérable des forces. Le malade ne s'est alité que les huit premiers jours de la maladie. Au vingtième jour, diarrhée légère, symptômes péripneumoniques peu considérables. Le vingt-troisième jour le malade se décide à entrer à l'hôpital et le vingt-quatrième, signes de perforation intestinale.

Obs. XLIII. — Frisson au début, perte complète de l'appétit, anorexie incomplète, continuation des mêmes symptômes ; plus tard taches rosées lenticulaires, selles rares. Le malade ne s'alite que le vingt et unième jour ; le vingt-deuxième, légères douleurs au niveau de l'épigastre. Le trente-huitième jour, perforation intestinale.

Obs. XLIV. — Frissons, céphalalgie, anorexie, bientôt douleurs de ventre. Retour des frissons pendant huit jours et régulièrement, puis diarrhée irrégulière, évacuation d'un verre de sang, à peu près, au vingtième jour ; réapparition des frissons. augmentation de la faiblesse, symptômes de perforation au vingt-quatrième jour.

Le malade est venu à l'hôpital le vingt et unième jour, aidé d'un bras seulement ; il était alité depuis une semaine.

Obs. XLV. — Anorexie, diarrhée légère, affaiblissement considérable au début, moindre ensuite. Pas de frisson, mais chaleur le soir et sueur abondante. Le malade a seulement gardé le lit les premiers jours. Il vient le seizième jour à l'hôpital. Symptômes de perforation le vingt-troisième.

Les deux observations qui suivent sont empruntées à la thèse de M. Rémi, sur les perforations intestinales, et recueillies dans le service de M. Sée.

La femme X..., âgée de 31 ans, entre à la Charité le 27 mai 1872, où elle est couchée au nº 6 de la salle des femmes. Elle raconte qu'elle est souffrante depuis trois semaines et que jusque-là elle avait toujours joui d'une bonne santé. Début : diarrhée, perte d'appétit et des forces. Quelques jours plus tard, douleur de côté que l'on rapporte à une pleurésie. La malade ne s'est pas alitée. La faiblesse et le besoin l'engagent à demander un lit à l'hôpital.

Le 28. Même état, plus de diarrhée. Le thermomètre placé dans l'aisselle marque 38°,5 ; la veille au soir il était monté à 39°,5. Peau chaude ; pouls 108 pulsations à la minute. Diagnostic : dothiénentérie.

Le 29. Dans la nuit la malade a ressenti une douleur vive dans le ventre. Le matin, à la visite, physionomie complètement changée ; douleurs exquises dans tout l'abdomen ; yeux ternes ; face grippée ; nausées et vomissements verts ; pouls fréquent et petit. M. Sée fait écrire perforation intestinale et prescrit l'opium à hautes doses, suivant la méthode de Graves.

Le 30. Au matin, la malade meurt, trente-deux heures environ après les premiers accidents.

Examen microscopique.—L'autopsie fut faite avec soin, et voici ce que l'on constata.

L'intestin grêle ouvert présentait à sa terminaison, près du cæcum, des ulcérations en assez grand nombre. Leur fond était pâle, formé par la membrane musculeuse, saine encore, recouverte dans la plupart des points par une lame mince de tissu cellulaire. A 15 centimètres environ au-dessous de la valvule de Bauhin. on voyait un trou, placé au centre d'une ulcération, autour le péritoine était d'un rouge clair dans la longueur d'un centimètre. Cette ouverture, preuve matérielle des accidents observés, mesurait bien 5 millimètres de diamètre.

Voici un autre fait du même genre, que M. Sée rappelle dans ses cliniques :

Un homme habitant Corbeil fut pris d'accès de fièvre qui revenaient par intermittence; le médecin du lieu diagnostiqua une fièvre palustre. Appelé en consultation, je fus frappé de la maigreur qui était survenue chez le malade dans l'espace de huit jours ; je pensai aussitôt à une fièvre typhoïde revêtant la forme intermittente au début, et, en conséquence, je prescrivis le repos au malade et une alimentation modérée, Le malade affairé ne teint pas compte de ces observations et vint trois fois à Paris dans les jours qui suivirent. Cinq jours après ma première visite, j'étais de nouveau mandé. Je trouvai un homme mourant, en proie aux accidents d'une perforation intestinale.

Voici les deux observations rapportées par M. Vallin, médecin principal de l'hôpital de Batna (Algérie) :

Le nommé B..., infirmier, âgé de 24 ans, entre le 21 mai dans mon service au Val-de-Grâce. Homme vigoureux, bien constitué, au service depuis treize mois.

Malaise général, courbature, anorexie depuis cinq jours.

A l'entrée le 22 mai, pouls à 72, peau fraiche ; langue blanchâtre, pâteuse, sans sécheresse, anorexie complète ; deux selles en vingt-quatre heures ; pas de douleur dans la fosse iliaque droite. Intelligence très-nette; le malade se plaint surtout de courbature, de brisement des membres, de vertige quand il veut marcher, de céphalalgie habituelle ; il y a eu une légère épistaxis ce matin.

Température le matin 37°,2, le soir à 5 h. 37°,6.

Le 23. Même état que la veille. T. le matin 37°, le soir 37°,2.

Du 24 au 1er juin, le malade reste dans cet état d'indisposition mal définie ; intelligence complète, sans trace de stupeur; il accuse de la faiblesse, de la tendance aux vertiges, ce qui ne l'empèche pas de se lever plusieurs heures chaque jour. La température du matin et celle du soir oscillent de quelques dixièmes au-dessus et au-dessous de 37°. On est conduit à soupçonner la simulation.

Le malade était resté levé plusieurs heures le 1er juin, le soir à 5 heures, température 37°,4.

Le 2 juin au matin, prostration très-marquée ; face pâle, pouls faible, peau fraiche, humide. Température 36°,4. Le malade répond péniblement aux questions ; facies très-altéré; ventre indolent non ballonné.

Il a eu deux selles sanguines, un litre et demi de sang noir a été rendu en deux fois. Matin, P. 116, T. 36°,4. — Soir, P. 120, T. 39°,2.

Le 3. Prostration très-marquée, langue sèche, fuligineuse, facies altéré. P. 112, T. 38°,8. — Soir, 39°,6.

Le 4. Matin, T. 39°. — Soir, T. 39°,4.

La prostration et le délire la nuit augmentent les jours suivants.

Le 6. Apparition d'une eschare assez étendue au sacrum qui augmente chaque jour de largeur et de profondeur.

Le 16. L'eschare se détache et met à nu le sacrum dans une étendue de plus de 5 centimètres; le périoste est enlevé...

Le 1er juillet. Le malade commence à se lever et quelques jours après il sort guéri.

En résumé : hémorrhagie intestinale le dix-septième jour de la maladie; de ce moment il se produit une exacerbation de la température des jours qui suivent, en même temps que les autres symptômes s'aggravent.

La guérison n'arrive qu'à la fin de la septième semaine.

R..., cultivateur à Batna, entre à l'hôpital de cette ville le 13 décembre 1872, et meurt le 22 décembre.

Cet homme jouissait habituellement d'une bonne santé; a été atteint de fièvres assez rebelles il y a quatre ans; pas d'accès depuis le commencement de l'année; malade depuis le 15 novembre, quoiqu'il ait travaillé aux champs jusqu'au 1er décembre.

Depuis le 15 novembre, malaise, courbature, perte de l'appétit.

Du 1er au 15 décembre la faiblesse augmente peu à peu et il dut cesser tout travail. Mais il restait levé la plus grande partie du jour, l'appétit était nul; diarrhée.

Il n'a jamais senti de fièvre, mais la faiblesse devenant plus grande il entra à l'hôpital de Batna.

A l'examen, le 14 décembre, on trouva un homme amaigri, avec facies abdominal, répondant mal aux questions et avec lenteur. Faiblesse très-grande, langue blanche, chargée, humide; anorexie complète; ventre souple non douloureux; râles dans les deux poumons. P. 180; Temp. axillaire 37°,4. Le soir à 4 heures, le malade est descendu au jardin, P. 116; T. 37°,6.

Le 15. Sommeil assez tranquille pendant la nuit.

Le 16. Même état. — Soir, P. 76.; T. 36°,8.

Le 17. Pendant la nuit est survenue une forte diarrhée avec coliques.

Palpation du ventre un peu douloureuse. P. normal, peau fraîche.

Le 18. La nuit a été assez bonne. — Soir, P. 74; T. 36°,8.

Le 19. Même état.

Le 20. Le malade après être sorti de l'hôpital pour régler quelques affaires de famille, rentre le soir. Nuit un peu agitée; dans la journée qui suit, à trois heures, douleurs vives dans l'abdomen. Signes de péritonite. P. 120; T. axillaire 39°,4.

Le lendemain le malade meurt.

A l'autopsie, on trouve une péritonite, mais sans perforation intestinale.—Ulcérations très-étendues des plaques de Peyer; dégénérescence vitreuse avec ruptures et hémorrhagies des muscles de l'abdomen et de la cuisse.

En résumé, chez ce malade, la période des prodromes a duré jusqu'au 1er décembre, moment où le malade a dû interrompre son travail aux champs. Le 21e jour de la maladie, symptômes de péritonite et élévation de la température.

Le diagnostic de la maladie a été fait à l'aide des symptômes abdominaux.

OBSERVATIONS INÉDITES.

Obs. I. — J. Ch..., 25 ans, garçon de salle à l'Hôtel-Dieu de Lyon, entre le 31 juillet 1873 à l'hôpital, salle Saint-Augustin, service de M. Bondet. Pas de maladies antérieures; apparence d'une bonne constitution.

Le malade se présente avec un facies altéré et répond difficilement. Il ne peut préciser depuis quelle époque il est malade; il se rappelle pourtant avoir eu des maux de tête et avoir éprouvé une grande lassitude. Son appétit avait diminué.

Il résulte des quelques renseignements recueillis auprès de ses camarades, que, depuis plusieurs jours, cet homme présentait des changements de caractère. Il était moins expansif et répondait aux questions d'une façon brève et inintelligible. Il titubait parfois comme un homme ivre et s'affaissait sous le poids du plus léger fardeau. Ajoutons que le malade avait travaillé le matin même de son entrée.

La face est grippée, les yeux sont éteints, subdélirium. Le malade a de la difficulté à tirer la langue hors de la bouche; elle est épaisse et présente l'empreinte des alvéoles dentaires. Le nez est obstrué de croûtes sanglantes, ce qui, malgré les dénégations du malade, nous conduit à penser qu'il a eu des épistaxis. La peau est chaude. T. dans l'aisselle 40°; taches purpurines très-petites sur tout le corps, la face exceptée, taches qui datent de plusieurs jours au dire du malade. Le ventre est légèrement ballonné; pas de douleur provoquée par la palpation de la fosse iliaque droite; diarrhées avec selles noirâtres, sanguinolentes.

Rien à la percussion des poumons; à l'auscultation, respiration soufflante à droite, T. du soir 41°,1 dans l'aisselle.

Le 1er août. Aspect typhique des plus caractérisés. T. matin 40°, selles sanguinolentes. Au sommet et à la base du poumon droit on entend des râles muqueux et sibilants.

T. soir 39°. Refroidissement des extrémités; apparition de deux larges plaques ecchymotiques, l'une, de la largeur de la paume de la main, au niveau du grand trochanter; cuisse gauche, l'autre, du même côté, un peu plus petite, au niveau de la tête du péroné.

Le malade mort dans le coma la nuit qui suit.

Autopsie :

Les taches de purpura et les deux plaques ecchymotiques tranchent sur la pâleur de la peau. Dans l'aisselle épanchement sanguin sous-cutané. La rigidité cadavérique est encore très-prononcée vingt-quatre heures après la mort.

Poumons. Le poumon droit est congestionné et contient une grande quantité de sang, fluide et noir.

La rate n'est pas sensiblement augmentée de volume.

Le foie est un peu hyperémié.

Le cœur et les gros vaisseaux sont remplis d'un sang

fluide et noir ; les veines surtout en laissent couler une grande quantité ; pas de traces de caillots. Dans le péricarde, léger épanchement d'un liquide rougeâtre ; quatre petites cuillerées environ.

Le cerveau est dur, peu congestionné ; léger épanchement dans les ventricules latéraux.

L'estomac est très-vascularisé au niveau de son grand cul-de-sac où il existe des ulcérations à la surface de la mu queuse.

L'intestin grêle est légèrement distendu. Vers sa partie inférieure, les plaques de Peyer font une saillie très-prononcée sur la muqueuse. Elles sont dures, ulcérées, à leur surface. Les follicules clos sont gonflés et également ulcérés. Pas de traces de perforation intestinale ; péritoine sain.

En résumé, les lésions intestinales, en même temps qu'elles ne laissent aucun doute sur la nature de la maladie, sont une preuve que l'invasion de l'affection typhoïde remontait déjà à plusieurs jours. Le malade n'avait donc point été obligé de s'aliter et promenait, en quelque sorte, sa fièvre. Le mal continuait à parcourir sourdement ses périodes, lorsque les symptômes généraux firent explosion tout à coup. Une fièvre intense, des hémorrhagies intestinales répétées, en un mot, l'aggravation subite de tous les symptômes hâtèrent la terminaison fatale.

Ceci nous rappelle le fait suivant, que nous avons entendu rapporter par le professeur Rambaud à la clinique médicale de Lyon. Il s'agissait d'un vigoureux commissionnaire qu'il avait l'habitude de rencontrer fréquemment portant sur son dos d'énormes fardeaux. La veille encore, il l'avait vu circuler dans les rues, et le soir même il était à l'hôpital. Le lendemain, il succombait à une péritonite par perforation. L'autopsie révéla les lésions aractéristiques de la dothiénentérie arrivées à leur degré le plus avancé.

Obs. II. (Recueillie par M. le Dr Jullien, interne du service.) — B... (Victorine), 30 ans, apparence d'une bonne constitution, entre le 27 février à l'Hôtel-Dieu de Lyon, service de M. Chavane. Des renseignements que l'on a pu se procurer assez difficilement, il résulterait que la malade n'a point cessé son travail jusqu'à ce jour, elle allaitait même son enfant dont elle était accouchée depuis deux mois. Elle n'a éprouvé auparavant que des maux de tête, de la lassitude et du dégoût pour les aliments.

A son entrée : la face est d'un rouge violacé; les pupilles inégales, la droite beaucoup plus dilatée; les ailes du nez sont immobiles, non soulevées dans l'inspiration; les dents et les lèvres sont revêtues d'un enduit fuligineux; tremblement des muscles du visage; mots inarticulés; cris de temps à autre; crispation des traits comme sous l'influence de douleurs vives. Sur le corps se voit une éruption très-confluente de très-petites taches pétéchiales, plus nombreuses sur le cou et sur les membres que sur le ventre. Sueurs profuses; sudamina sur tout le corps; rate hypertrophiée.

La malade paraît ressentir une vive douleur à la palpation des deux fosses iliaques; gargouillement très-marqué dans la fosse iliaque droite; leucorrhée abondante. La rate est augmentée de volume. 64 inspirations à la minute.

Pouls petit, irrégulier, bat 160 fois; la température dans le vagin est de 42°,1.

Quand on soulève les bras, ils retombent. Soubresauts des tendons.

La sensibilité tactile paraît exhaltée.

La mort arrive dans la matinée du 28 février.

Autopsie.

Les deux poumons sont d'une couleur rouge sombre, ardoisée dans certains points affaissés de leur surface. On trouve à la coupe, au niveau de ces dépressions, la trame pulmonaire gorgée d'un sang noir. Ces hémorrhagies, limitées, sont en nombre considérable.

Le foie présente un commencement de dégénérescence graisseuse.

La rate a deux ou trois fois son volume normal, mais n'est le siége d'aucune altération.

Le cerveau est un peu congestionné seulement.

Le cœur et les gros vaisseaux contiennent une grande quantité de sang noir et fluide.

Intestin grêle. — Les altérations des plaques de Peyer sont très-nombreuses et très-avancées. C'est surtout dans le voisinage de la valvule de Bauhin que les lésions sont surtout remarquables. Les plaques, de diverses grandeurs, se présentent sous des aspects différents. Les unes, petites, portent sur l'éminence qui les couronne, une simple ulcération ombiliquée ; les autres offrent un champ de points jaunes irréguliers, ulcérations multiples plus ou moins profondes. Un grand nombre de follicules isolés sont également malades et ulcérés.

Dans le gros intestin, on trouve encore quelques follicules malades, ressemblant à des pustules de variole. La muqueuse de l'intestin grêle est très-vasculaire au pourtour des plaques malades.

Quelques ganglions mésentériques sont un peu tuméfiés, le mésentère est un peu rouge. Mais il n'y a ni perforation, ni péritonite.

Comme dans l'observation précédente, la mort est arrivée rapidement par l'aggravation des symptômes généraux. La malade ne s'est alitée que deux jours, et pourtant l'affection typhoïde a parcouru toutes ses périodes.

Obs. III. — B... (J.), journalier à Lyon, entre à l'Hôtel-Dieu, salle Saint-Charles, le 27 août 1873. Bonne santé antérieure. Malade depuis trois semaines ; ne s'est pas alité. Céphalalgie au début avec courbature, sentiment de faiblesse générale, amaigrissement, diarrhée peu forte, alternant avec de la constipation. Temp. soir, 40°,2.

Actuellement, 28 août, la faiblesse est aussi grande ; le malade souffre moins de la tête ; pas de douleur provoquée par la palpation du ventre, pas de gargouillement iléo-cæcal ; pas de météorisme ; pas d'hypertrophie de la rate. Temp. matin, 39° ; soir, 40°,5.

29 août. Râles sonores disséminés dans les deux poumons ; langue sèche ; soif vive. Néanmoins le malade mange quel-

ques potages. Le pouls est dicrote. Temp. matin, 39 ; soir, 40°,1.

Le 30. Absence complète de stupeur, hier plusieurs selles diarrhéiques. Temp. matin, 38°,5 ; soir, 40°,1.

Le 31. Temp. matin, 38°,3 ; soir, 40°.

1er septembre. Temp. matin, 39°,3 ; soir, 40°.

Le. 2. Coliques très-vives et vomissements bilieux. Le ventre est douloureux, mais n'est ni tendu ni rétracté. Le pouls dicrote, bat 108 fois à la minute ; prostration, affaiblissement s'accusant de plus en plus. Temp. matin, 39°,5 ; soir, 39°,7.

Le 3. Facies abdominal très-marqué. Pouls, 156 ; langue rouge, sèche, parcheminée. Les vomissements persistent ; le ventre est peu ballonné, peu douloureux, mais bilobé par pression transversale au niveau de l'ombilic. Albumine dans les urines. Temp. matin, 38°,5 ; soir, 38°,7.

Le 4. Même état. Pouls, 124 ; cylindres hyalins abondants dans les urines ; mort dans la journée.

Jusqu'à la veille de la mort, le malade n'a cessé d'aller et venir autour de son lit ; l'appétit n'était pas complètement perdu, et il prenait quelques potages.

Autopsie.—Les poumons sont congestionnés.

Le foie est volumineux et graisseux.

La rate est peu augmentée de volume.

Les reins sont graisseux.

Le cœur n'est le siége d'aucune altération ; un peu de sérosité dans le péricarde.

A l'ouverture de l'abdomen, on constate une péritonite généralisée, avec épanchement purulent abondant et fausses membranes doublant les tuniques intestinales. Une anse de l'intestin grêle est au-dessus du côlon transverse et lui est parallèle.

Est-ce la cause de cette forme bilobée du ventre qui avait du reste disparu à la mort du sujet ?

Les ganglions mésentériques sont modérément tuméfiés. Les altérations intestinales sont peu étendues et portent plus spécialement sur les follicules isolés ; douze ou quinze de ceux-ci sont hypertrophiés et contiennent une matière caséeuse en voie d'élimination. Une seule plaque de Peyer est lésée et ulcérée. A 40 centimètres de la valvule de Bauhin, au centre d'un follicule clos, se voit une petite perforation, point de départ des accidents mortels.

Cette observation est remarquable, non-seulement par la marche de la fièvre typhoïde, mais encore par le peu d'acuité des symptômes de la péritonite consécutive à la perforation intestinale. Les douleurs de ventre, qui avaient apparu le 2 septembre, sont moins vives le lendemain ; le ventre est peu météorisé ; seuls, les vomissements bilieux persistent ; le malade peut encore quitter son lit ; en un mot, la péritonite est elle-même latente.

Remarquons encore que l'appétit est peu diminué, et, malgré une température de 40° et quelques dixièmes, le malade peut encore prendre avec plaisir quelques potages. La diarrhée passagère, jointe à la durée de l'état fébrile et à son intensité permettent encore d'établir le diagnostic.

Obs. IV. — Champonnier (Gilbert), né à Montluçon (Allier), âgé de 26 ans, exerce la profession de maçon, et habite Lyon depuis trois ans. Il a toujours joui d'une santé parfaite, et ne s'est jamais alité antérieurement.

Depuis le 15 octobre 1872, il a éprouvé de la céphalalgie, de l'anorexie, de la faiblesse, des frissons vespérins ; il pouvait cependant continuer son pénible travail.

Le 26, il prit un purgatif qui produisit quelques selles diarrhéiques, mais n'apporta aucune amélioration. Depuis lors la diarrhée a persisté.

Il demeurait avec quelques camarades qui partageaient sa nourriture et son logement ; quatre d'entre eux tombèrent presque simultanément très-grièvement malades ; il les conduisit à l'Hôtel-Dieu où il entra, lui-même, sur les conseils du médecin. Tous ses amis étaient atteints de fièvres typhoïdes plus ou moins graves mais bien caractérisées ; l'un d'entre eux succomba.

Quant à lui, il fut placé dans la salle Sainte-Élisabeth, service de M. Rambaud, le 4 novembre 1872.

4 novembre 1872. Il est amaigri, abattu, accusant de la cé-

phalalgie, et quelques frissons suivis de chaleur. Temp. axil. soir, 39°,2. La langue est petite, humide.

L'appétit est peu marqué ; la diarrhée persiste ; le ventre est souple, indolent même dans les fosses iliaques ; pas de taches rosées ; pas de sudamina. La rate ne paraît pas sensiblement tuméfiée.

Les urines sont peu abondantes, très-colorées, sans albumine.

Le 5. Temp. matin, 38°,6 ; pouls, 96 ; soir, 39°,4 ; pouls, 96. — Tis. tilleul et violette ; 250 gr. de vin.

Le 6. Temp. matin, 38°,8 ; soir, 39°,2 ; pouls, 88 ; les sueurs sont abondantes ; les selles ne sont plus diarrhéiques ; l'appétit reparaît ; le régime est attentivement surveillé.

Le 7. Temp. matin, 37°,8 ; soir, 39°,2 ; le malade ne veut pas garder le lit ; il demande à sortir, ce qui lui est refusé.

Le 8. Temp. matin, 37°,8 ; soir, 39°,6 ; le malade a des frissons suivis de sueurs, frissons qui reparaissent depuis deux jours à 5 heures du soir. — Sulfate de quinine, 40 centig.

Le 9. Temp. matin, 36°,8 ; soir, 38 ; l'appétit a complètement reparu. — Sulfate de quinine, 30 centig.

Le 10. Temp. matin, 36°,8 ; soir, 37°,2 ; état excellent.

Le 14. Le malade sort guéri ; ses forces ont reparu ; voulant reprendre son travail, il refuse de partir en convalescence à l'hospice de Longchêne. (Communiquée par M. Cordier, interne du service.)

Les symptômes qui se sont montrés chez ce malade ne laissent aucun doute sur la nature du mal. C'est bien un exemple de fièvre typhoïde latente se terminant par la guérison. Il est en outre très-intéressant de remarquer que peu après ce malade, quatre de ses camarades, partageant sa nourriture et son logement, furent atteints de la même affection en dehors de toute épidémie. Un d'entre eux mourut, les autres guérirent, mais leur fièvre typhoïde fut plus ou moins grave. Il a même été constaté que la maladie avait été d'autant plus grave que les malades habitaient depuis moins longtemps la ville.

Chez notre malade, les symptômes ont été peu marqués et ne l'ont pas empêché de continuer son pénible travail. Ce n'est que sur le conseil du médecin, qu'il ne consultait même pas, qu'il se décide à prendre un lit à l'Hôtel-Dieu au 20e jour à peu près de la maladie. Le repos au lit lui est ordonné ; on surveille attentivement le régime, et dix jours après, le malade peut quitter l'hôpital pour retourner à ses occupations.

Obs. V (communiquée par M. le Dr Ollivier). — Au commencement de l'année 1866, un jeune étudiant en médecine qui suivait assidûment la clinique de M. Grisolle, me pria un matin de l'examiner. Depuis dix à douze jours il ressentait un peu de courbature et de mal de tête, son sommeil était difficile ou agité; il ne toussait pas, continuait à s'alimenter, mais sans appétit réel et n'avait pas de diarrhée; seulement, la veille, il avait eu une épistaxis.

A l'examen de la poitrine je ne constatai que l'existence de quelques râles sibilants disséminés dans les deux poumons. En découvrant l'abdomen, je trouvai les parois antérieures de cette région couvertes de nombreuses taches rosées lenticulaires. En outre la pression de la fosse iliaque droite était douloureuse et la rate notablement augmentée de volume.

Bien que ce jeune homme se crût à peine malade, puisqu'il n'avait pas discontinué d'aller à l'hôpital tous les matins, et de suivre les cours de la Faculté pendant la journée, il n'était pas douteux qu'il s'agissait bien là d'une fièvre typhoïde *latente*.

M. Grisolle à qui je demandai avis me dit qu'il avait observé plusieurs faits de ce genre. Il conseilla au malade de partir le soir même pour son pays natal, situé à 50 ou 60 lieues de Paris. Le voyage se fit sans accident, mais une fois rentré dans sa famille ce jeune homme présenta tous les symptômes d'une fièvre typhoïde grave, à forme adynamique.

Je le revis à Paris trois mois après; il était complètement guéri.

DIAGNOSTIC.

Sur cinq observations de fièvre typhoïde latente recueillies par Louis, quatre fois le diagnostic demeura incertain jusqu'à la mort ; une fois seulement il fut nettement posé et confirmé par l'examen cadavérique. On conçoit aisément à quelles difficultés devait se heurter l'habile clinicien, personne avant lui n'ayant décrit cette forme insidieuse de la maladie qui mord sans aboyer, selon l'expression d'un de nos maîtres.

Instruit par l'expérience, Louis recherche si quelques signes caractéristiques ne peuvent révéler la nature de l'affection. Il reprend avec la plus minutieuse attention chacune de ses observations, examinant les symptômes un à un ; il les étudie avec soin, recherche à quel moment ils ont apparu, quelle a été leur durée, leur intensité, comment ils ont été associés dans les différents cas. C'est alors que, par voie d'exclusion, après avoir regardé jusque-là le diagnostic comme à peu près impossible, Louis en arrive à se demander comment, dans à peu près tous les cas, il n'a pas reconnu la maladie. Il promet de se méfier dorénavant de ces affections mal déterminées et de les soumettre à un examen sévère. Au sujet d'un de ses malades, il croit que le degré du mouvement fébrile et la perte complète de l'appétit devaient éloigner l'idée d'un embarras gastrique. « Si le malade, au lieu de se présenter au 23e jour de la maladie eût été admis après huit ou dix jours de souffrance, par exemple, et s'il eût été étudié avec soin, on aurait sans doute observé quelques symptômes plus ou moins caractéristiques, qui auraient mis sur la voie : des douleurs ou du gargouillement dans la fosse iliaque droite, des taches roses, lenticulaires symptômes qui, réunis à la fièvre et à la diarrhée, auraient suffi, indépendamment de tout accident grave, pour caractériser la maladie. » Et plus loin, au sujet d'un autre de ses malades, il ne craint pas d'avancer « qu'il aurait dû reconnaître la maladie, en discutant d'une manière rigoureuse les symptômes. » Parlant des frissons répétés pendant 10 jours qui avaient marqué le début du mal, « sans doute, dit-il, la maladie avait commencé comme une fièvre quotidienne, les frissons s'étaient renouvelés huit jours de suite régulièrement ; mais l'appétit ne revenait pas dans les intervalles ; des douleurs de ventre avaient eu lieu peu après le début, la diarrhée avait bientôt suivi : ce n'était réellement ni la marche d'une fièvre intermittente, ni celle de l'entérite. » Les symptômes indiquaient, selon Louis, une affection abdominale, et par voie d'exclusion il s'arrête à l'idée d'une affection typhoïde comme seule admissible et raisonnable.

Chomel ne doute pas que l'on puisse arriver au diagnostic ; il recommande seulement au médecin d'être réservé pendant la première et la seconde période. « Mais, quand une maladie arrivée au quinzième jour, ne se décèle encore que par de l'anorexie, quelques malaises, une fièvre plus ou moins intense, quelques selles liquides, on est conduit à reconnaître une affection typhoïde. » Mais au moment où Chomel et Louis écrivaient, on n'avait point encore mis à profit les précieuses indications fournies par la température. Aujourd'hui, croyons-nous, le thermomètre ferait souvent tomber les incertitudes dans les cas douteux de fièvre typhoïde latente. Il peut, en effet, dans certains cas, donner des températures élevées, alors que le pouls reste normal et ne trahit pas l'état fébrile.

C'est donc par les indications fournies par la température, en un mot, par l'examen de l'état fébrile, que nous arriverons à établir le diagnostic de la fièvre typhoïde latente. Dans cette forme de la maladie, la fièvre est toujours le symptôme obligé; mais, comme nous l'avons déjà fait remarquer dans le chapitre des symptômes, elle peut se présenter sous des états divers. Elle peut être continue, rémittente ou intermittente, ce dont il faut toujours se rappeler pour établir le diagnostic. D'autre part, la fièvre a une durée au moins égale, dans la forme latente, à celle de la forme régulière. Par conséquent, une fièvre continue, quoique légère, avec des rémissions quotidiennes, qui se prolongera un certain temps, devra éveiller l'attention du médecin et lui faire songer à une fièvre typhoïde. S'il apparaît quelques phénomènes abdominaux, si légers qu'ils soient, ils seront une indication précieuse pour le diagnostic. Si la fièvre tombe après quelques jours, en même temps que les autres symptômes s'effaceront, en quelque sorte, le médecin pourra encore se guider sur l'apparition nouvelle de ces symptômes qui coïncidera toujours avec les époques correspondantes aux exacerbations de la température, c'est-à-dire, aux dixième, quatorzième, vingt et unième jours de la maladie. Comme preuve de cette coïncidence il n'est besoin que de jeter un coup d'œil sur les observations rapportées plus haut, et l'on pourra en même temps s'expliquer pourquoi les malades ne consultent pas pour leur indisposition, ou s'ils se décident à entrer à l'hôpital, ce n'est qu'aux époques que nous venons d'indiquer, alors que les symptômes s'accusent mieux. Enfin, la fièvre typhoïde peut prendre la forme intermittente et induire l'observateur en erreur. Louis cite un fait de ce genre, et nous avons rapporté plus haut une observation semblable de M. Sée. Le professeur de la Charité nous avertit que la fièvre typhoïde peut revêtir la forme intermittente dans les pays palustres, mais qu'elle peut encore se reconnaître par les symptômes qui l'accompagnent et par sa résistance à la médication quinique.

Nous devons avouer que jusqu'ici nous n'avons pas eu l'occasion d'étudier, dès le début, la marche de la température dans la fièvre typhoïde latente soit parce que les malades ne jugent pas à propos de consulter, pour la raison bien simple que leur maladie les inquiète peu, soit aussi parce que le médecin n'a pas l'idée de se servir du thermomètre chez des malades qui ne s'alitent même pas. Tweedie fait même remarquer que, si parfois le médecin a reconnu l'affection typhoïde et recommande aux malades quelques précautions hygiéniques, ceux-ci repoussent les conseils qu'on leur donne jusqu'à ce que quelque accident grave vienne légitimer les justes appréhensions de l'homme de l'art.

En résumé, nous arriverons au diagnostic, dans certains cas, par le seul examen de la température, dans d'autres cas, plus obscurs, par la durée de l'état fébrile. Si quelques symptômes abdominaux se joignent à la fièvre, l'observateur sera conduit à soupçonner l'affection typhoïde ; si ces symptômes manquent, il pourra encore arriver par exclusion à deviner le mal sous son masque, lorsqu'un examen attentif de tous les organes ne lui aura pas permis de rapporter une pyrexie qui dure depuis plusieurs semaines à une lésion de l'un ou l'autre d'entre eux. Mais nous verrons mieux encore à quels signes on pourra reconnaître la forme latente de la fièvre typhoïde, en essayant le diagnostic différentiel de cette affection d'avec les maladies qu'elle peut simuler.

La fièvre étant l'élément principal de la maladie, le diagnostic devra se faire, comme dans les cas normaux, avec les différentes maladies fébriles.

Nous avons vu que la fièvre typhoïde pouvait débuter par un accès de fièvre intermittente dans les pays palustres ; mais, outre que la température ne dépasse pas 38°5 le 1er jour dans la fièvre typhoïde régulière, à plus forte raison dans la forme latente, il faut se souvenir de la remarque de M. Sée, que cette maladie ne cède pas à la médication quinique. D'autre part, la fièvre typhoïde, en général, est précédée de prodromes qui peuvent durer plus ou moins de temps, tandis que la fièvre intermittente a un début brusque et atteint son plus haut point thermique dès le premier jour.

Pour faire le diagnostic de la fièvre typhoïde d'avec les fièvres éruptives, on s'appuie d'une part sur la différence dans la nature des prodromes, sur leur plus ou moins de durée, d'autre part sur la marche de la température dans les 3 ou 4 premiers jours de la maladie. Mais, dans la forme latente, nous ne pouvons point prétendre à une pareille précision. Outre que les symptômes prodromiques sont peu accusés, l'état fébrile est moins régulier, moins caractéristique que dans les cas ordinaires. On ne peut se prononcer avec certitude que lorsque l'éruption apparaît. Notons néanmoins que, dans les fièvres éruptives, les prodromes sont assez violents et forcent les malades au repos, tandis que dans l'affection typhoïde latente, les malades peuvent encore se tenir levés et n'accusent qu'un malaise indéfini et léger.

Il n'est pas non plus possible de confondre cette affection avec la pneumonie franche et l'érysipèle, maladies dans lesquelles la température atteint rapidement 40° et qui s'accompagnent de symptômes bien définis. Mais il est des cas où quelques symptômes pulmonaires peuvent tromper l'observateur et lui faire perdre de vue la maladie principale, la fièvre typhoïde. Le malade acccuse un léger malaise, il tousse un peu ; à l'auscultation on entend quelques râles disséminés dans les deux poumons ; on ne songe pas à explorer l'abdomen ; on ne recherche pas les taches rosées ; on ne mesure pas la chaleur, on parle alors d'affection pulmonaire et l'on méconnaît une fièvre typhoïde à marche insidieuse, qui peut se réveiller terrible pour le malade, et grosse de déceptions pour le médecin. Quelquefois c'est une pleurésie qui masque les symptômes légers de la fièvre typhoïde et absorbe toute l'attention de l'observateur. « Une fois, chez un enfant de 15 ans, mort au 20e jour de la maladie, une inflammation pleurale avait masqué l'affection typhoïde et absorbé toute notre attention. Nous avions constaté la disparition de l'épanchement ; le malade se levait et se promenait dans les salles, lorsque tout à coup, il fut pris d'un mouvement fébrile très-intense, d'une éruption d'innombrables sudamina ; vingt-quatre heures plus tard la mort survint. » (Rilliet et Barthez.)

Il ne faut pas oublier que les phénomènes pulmonaires sont souvent symptomatiques d'une affection typhoïde, et qu'on ne saurait trop se livrer à un examen minutieux dans les cas auxquels nous avons fait allusion, si l'on ne veut pas s'exposer à prendre un groupe de symptômes pour la maladie elle-même.

La tuberculose aiguë peut assez bien simuler une fièvre typhoïde régulière, surtout si les taches roses, lenticulaires apparaissent dans cette première, mais on la confondra moins facilement avec la fièvre typhoïde latente qui n'a qu'une symptomatologie à peine appréciable. On pourrait encore confondre cette affection avec l'entérite simple, surtout si les symptômes abdominaux existent dans la première ; mais l'erreur est facile à éviter. Les selles sont plus nombreuses dans l'entérite, la douleur moins localisée, l'état fébrile moins marqué, l'inappétence moins complète, la céphalalgie et l'anorexie sont rares, et enfin il n'y a jamais d'éruption de taches rosées.

Le diagnostic de la forme latente de la fièvre typhoïde d'avec les autres fièvres continues, fièvre éphémère, synoque, fièvre catarrhale, grippe, embarras gastrique fébrile, pourra présenter de sérieuses difficultés.

Nous pouvons éliminer la fièvre éphémère, qui ne mérite pas d'entrer en ligne de compte, vu sa courte durée de 24 à 48 heures.

La fièvre synoque, réhabilitée par M. Sée dans ses cliniques, se rencontre fréquemment dans la pratique civile. C'est une fièvre continue simple qui dure de huit à douze jours. C'est donc par la durée que l'on pourra établir sûrement le diagnostic. Quelques symptômes, tels qu'une légère douleur dans la fosse iliaque droite coïncidant avec la diarrhée, l'augmentation de volume de la rate, l'apparition des taches roses ou pétéchiales, pourront permettre de différencier ces deux affections. Souvent il faudra réserver le diagnostic jusqu'à l'extrême limite de la durée de la synoque, car les symptômes abdominaux peuvent faire défaut. Il faut tenir grand compte de l'anorexie qui survient presque toujours dans la fièvre typhoïde, bien plus rarement dans la synoque. L'amaigrissement rapide du malade, l'apparition de symptômes pulmonaires doivent appeler l'attention du médecin sur la possibilité d'une affection typhoïde au début.

La grippe (ou influenza) débute par des symptômes en tous points semblables à ceux de la fièvre typhoïde, et elle se rapprochera d'autant plus de la fièvre typhoïde latente, que la tempénature dans cette dernière est moins élevée. M. Sée donne un symptôme qui pourra permettre de différencier ces deux affections. Dans la grippe, les râles bronchiques apparaissent dès le premier jour, tandis que dans la fièvre typhoïde ils apparaissent vers le sixième ou le septième jour. Mais un signe qui doit rendre toute erreur impossible, c'est que dans la grippe, il y a une grande fatigue corporelle, les symptômes sévissent avec une grande violence et ne permettent pas aux malades de se tenir levés et de vaquer encore à leurs affaires.

La fièvre catarrhale se distingue de la fièvre typhoïde latente par la prédominance dans cette première des sécrétions, par les sueurs profuses et par la durée moins grande. Si elle est susceptible d'être confondue avec une forme de la fièvre typhoïde, c'est assurément avec la forme muqueuse. Son début est le même que dans cette dernière. Les symptômes sont nettement accusés dès les premiers jours : la peau est chaude, la face vultueuse ou grippée, il y a toujours une grande prostration des forces, les malades sont obligés de garder le lit; puis, peu à peu, les symptômes se détendent, s'effacent ; la peau, qui était sèche au debut, est baignée de sueur, la céphalalgie persiste seule encore quelque temps.

Comme on peut le voir par cette courte description, la fièvre catarrhale se rapproche beaucoup de la fièvre typhoïde muqueuse, mais ne ressemble point à la forme latente de la fièvre typhoïde.

L'embarras gastrique fébrile ou fièvre gastrique, synoque bilieuse de Requin, est la maladie qui se rapproche le plus de l'affection typhoïde latente. Dans cette dernière, en effet, un peu de fièvre, une perte plus ou moins considérable de l'appétit, quelques symptômes bilieux sont souvent les seules manifestations morbides. Quelques auteurs, frappés de cette ressemblance, ont cru voir, à l'examen de ces symptômes, le passage d'un état bilieux à un état typhique ; mais on nous permettra de ne pas partager cette manière de voir et de dire avec Requin : « Nous ne sommes pas de ceux qui voient les deux espèces de maladies, l'une à côté de l'autre, ou, en d'autres termes, la conversion de la fièvre bilieuse en fièvre putride, adynamique ou typhoïde, selon le langage des vieilles écoles ou de l'école actuelle. Il nous semble infiniment plus naturel de n'y voir qu'une seule et unique maladie, la fièvre typhoïde, ayant préludé longuement sous le masque de certains symptômes bilieux. » Pour en revenir au diagnostic différentiel de l'affection typhoïde latente et de l'embarras gastrique fébrile, disons que, dans ce dernier, il y a des vomissements bilieux répétés ; la fièvre présente des rémissions irrégulières ; sa durée est moins longue que dans la fièvre typhoïde; l'appétit reparaît dans l'intervalle des accès fébriles; la médication éméto-cathartique réussit bien.

Ce même traitement, à la vérité, est suivi d'un soulagement appréciable au début de la fièvre typhoïde à symptômes bilieux, mais ce mieux n'est que temporaire et ne s'obtient plus au bout d'un certain temps, tandis qu'il peut toujours être obtenu dans l'embarras gastrique. La médication peut donc être un bon critérium. Ajoutons que l'état fébrile continu, l'anorexie ou le sommeil agité par des rêves, les épistaxis, la douleur abdominale, le gargouillement iléo-cæcal, les taches rosées, le dicrotisme du pouls, sont autant de signes qui écartent l'idée d'un embarras gastrique. Que, si la maladie coïncide avec un épidémie de fièvre typhoïde, le diagnostic n'est plus douteux.

Il n'est pas difficile, nous devons le dire, de reconnaître une fièvre typhoïde dans une maladie, alors que cette maladie règne épidémiquement dans une contrée. Si certains cas semblent s'éloigner des autres et prendre des caractères particuliers, on se tient sur ses gardes, car on sait d'avance que tout est dominé par le génie épidémique de la maladie. « Il est donc évident que l'esprit de l'observateur, toujours tendu vers le fait de la constitution épidémique existante, saisira dans tous les cas la caractéristique du moment. Il est même à craindre qu'il voie une fièvre typhoïde où il n'y en a pas, plutôt que d'en laisser échapper une seule. » (Racle.)

PRONOSTIC.

Il n'est peut-être pas de maladie dont le pronostic commande une plus grande réserve que celui de la fièvre typhoïde latente. Si légers que soient les symptômes par lesquels elle se manifeste, « elle ne perd pas ses droits, pour ainsi dire, et son réveil est terrible. C'est en effet dans la plupart des cas de ce genre que l'on voit survenir les perforations intestinales et la péritonite mortelle qui en est la conséquence. » Valleix.

« Les malades, dit Grisolle, guérissent presque toujours avant que le diagnostic ait pu être établi sûrement; cependant quelques-uns succombent parfois, par suite d'une aggravation subite dans les symptômes, et plus souvent encore par l'apparition de quelques phénomènes nouveaux, comme une hémorrhagie ou une perforation intestinale. »

M. Rémi (thèse sur les perforat. intest. dans le cours de la fièvre typh.), fait remarquer, sans en donner toutefois l'explication, que la perforation intestinale est plus commune dans le cours d'une fièvre typhoïde légère, et surtout dans le cours d'une fièvre typhoïde latente, que dans les cas graves. M. Sée reconnaît aussi cette liaison, et enseigne que ce n'est pas dans les formes graves, avec délire, stupeur, carphologie, qu'on rencontre le plus souvent la perforation, mais bien dans les formes bénignes. La forme perforante est une des plus perfides. Pour M. Jaccoud, il n'y a aucune relation entre le plus ou moins de gravité de la maladie et les chances de rupture.

Malgré l'assertion de M. Jaccoud, nous ne pouvons penser qu'une aussi grande différence soit un simple jeu du hasard, et nous nous rallions à l'opinion de M. Cazeneuve de Lille, qui met en cause la bénignité même de la maladie, les imprudences du malade ou du médecin. C'est aussi l'avis de Murchison. D'après l'auteur anglais, le peu de gravité des symptômes qui n'obligent pas les malades à s'aliter, et la conservation dans quelques cas de l'appétit, seraient précisément des conditions fâcheuses pour le pronostic de la maladie. La base des ulcères de l'intestin, plus ou moins rapprochée du péritoine, se déchirerait sous l'influence d'un effort; il y aurait alors perforation de l'intestin et péritonite consécutive. De même aussi pourraient s'expliquer les hémorrhagies intestinales qui surviennent fréquemment dans cette forme de la maladie. Les artérioles se déchireraient plus facilement sous l'influence de l'ambulation. Nous sommes, pour notre part, tout disposé à accepter cette explication qui nous paraît assez plausible.

Mais si la maladie peut avoir dans quelques cas une terminaison fatale, il est bon de faire remarquer qu'elle guérit souvent. Comme l'enseignent Grisolle et Requin, les malades guérissent dans bon nombre de cas avant que le diagnostic ait pu être établi sûrement. M. Guilbert, de Périgueux, dans l'épidémie de fièvre typhoïde qu'il a décrite sous le nom d'épidémie de fièvre typhoïde très-légère, et qui n'est autre que la forme latente, insiste sur le peu de gravité habituelle de cette forme de la maladie. Ajoutons que les cas observés par cet habile praticien étaient bien des fièvres typhoïdes. « Ce qui rendait incontestable la nature de ces indispositions, nous dit-il, c'étaient les cas légers les premiers jours, qui devenaient graves sous l'influence d'infractions à l'hygiène, d'écarts de régime, de travail excessif et même sans motif appréciable. »

En résumé, le pronostic de la maladie n'est pas plus grave que dans les autres formes de la fièvre typhoïde, à la condition de faire entrer en ligne de compte les cas légers pris au début pour des embarras gastriques, des fièvres catharrhales, etc. Nous accordons volontiers que cette forme prédispose aux hémorrhagies intestinales et aux perforations, mais ces accidents peuvent souvent être prévenus par quelques soins hygiéniques. Il est, néanmoins, des cas ou le processus anatomique déjoue toutes les précautions et arrive à perforer l'intestin, quelque attentifs et intelligents que soient les soins du médecin pour éviter cette terminaison.

Quand on se trouve en face d'une fièvre typhoïde latente, il importe donc de ne pas oublier que l'on assiste au développement d'une maladie ordinairement longue et grave, et que l'on ne doit porter un pronostic qu'avec la plus grande réserve et à la dernière extrémité, car on a tout à redouter de cette maladie à marche insidieuse et perfide.

On pourrait encore se demander à quelle époque

de la maladie les complications fâcheuses ne sont plus à redouter. Là encore il est difficile de répondre avec quelque certitude. Les signes de perforation intestinale se sont le plus souvent montrés chez les malades au commencement de la quatrième semaine, c'est-à-dire du vingt et unième au vingt-quatrième jour; mais il faut se rappeler que dans quelques cas les perforations ont eu lieu bien plus tard. Le médecin ne pourra donc, à aucune époque de la maladie, annoncer l'absence de ces complications, ni se livrer trop vite à des espérances qui peuvent être déçues au moment le plus inattendu.

CONCLUSIONS.

Arrivé à la fin de cette étude, il nous reste à mettre en lumière les conclusions pratiques qui en découlent.

1° Il ressort clairement de ce que nous avons dit de la fièvre typhoïde latente que, malgré sa symptomatologie incomplète, elle peut encore être diagnostiquée avec quelque certitude.

2° Le pronostic de cette affection est relativement grave; car si dans un bon nombre de cas la maladie se termine heureusement, souvent aussi elle peut avoir une issue fatale, soit à la suite d'une aggravation de tous les symptômes, soit à la suite d'accidents graves comme des hémorrhagies intestinales ou une perforation.

3° Le médecin n'est point désarmé devant cette maladie, et il est important pour lui de reconnaître la nature du mal dès le début, afin d'éviter, par des soins intelligents, par de simples précautions hygiéniques, par une surveillance attentive du régime, que cette forme légère ne devienne grave. S'il diagnostique de bonne heure la maladie, ce sera pour lui l'occasion de faire la médecine qui voit, prévoit et prévient.

A. Parent. imprimeur de la Faculté de Médecine, rue Mr-le-Prince, 31.

www.ingramcontent.com/pod-product-compliance
Ingram Content Group UK Ltd.
Pitfield, Milton Keynes, MK11 3LW, UK
UKHW021130230726
13926UKWH00002B/701

9 782013 557085